53 Ricette Che Riducono Lo Stress, Per Aiutarti A Superare I Momenti Difficili E Ansiosi:

Deliziosi Pasti Per Aiutarti A Far Fronte Allo Stress

Di

Joe Correa CSN

COPYRIGHT

RINGRAZIAMENTI

Questo libro è dedicatoai miei amici e ai membri della mia famiglia che hanno avuto una lieve o grave malattia cosicchè possano trovare una soluzione e fare i cambiamenti necessari nella vostra vita.

53 Ricette Che Riducono Lo Stress, Per Aiutarti A Superare I Momenti Difficili E Ansiosi:

Deliziosi Pasti Per Aiutarti A Far Fronte Allo Stress

Di

Joe Correa CSN

CONTENUTI

Copyright

Riconoscimenti

Sull'autore

Introduzione

53 Ricette Che Riducono Lo Stress, Per Aiutarti A Superare I Momenti Difficili E Ansiosi: Deliziosi Pasti Per Aiutarti A Far Fronte Allo Stress

Ulteriori titoli da quest'autore

SULL'AUTORE

Dopo anni di ricerca, credo onestamente nel potere che un'alimentazione giusta può avere sul corpo e la mente. La mia conoscenza ed esperienza mi ha aiutato a vivere in modo più sano negli anni e ho iniziato a condividerla con gli amici e la mia famiglia. Più si conosce sul mangiare e bere in modo salutare, prima si vorrà cambiare la propria vita e le proprie abitudini alimentari.

L'alimentazione è l'elemento chiave nel processo di essere salutari e vivere più a lungo, quindi iniziate oggi. Il primo passo è il più importante e il più significativo.

INTRODUZIONE

53 Ricette Che Riducono Lo Stress, Per Aiutarti A Superare I Momenti Difficili E Ansiosi: Deliziosi Pasti Per Aiutarti A Far Fronte Allo Stress

Di Joe Correa CSN

Lo Stress è una condizione emotiva comune per tutti gli esseri umani. Non c'è una singola persona al mondo che non si è mai sentito stressato in un momento della sua vita. Lo Stress è spesso collegato con l'abbuffarsi che spesso avviene in momenti di stress.

Non possiamo definire lo stress come una malattia, ma più come uno stato emotivo del sentirsi incapace di gemescolaree le proprie emozioni. Lentamente, senza accorgercene, inizia a influenzare la nostra salute in diversi modi. Il nostro sistema immunitariosi indebolisce, ci sentiamo stanchi, malati, senza energia. Questo porta il nostro corpo ad essere in unos tato di sbilanciamento ormonale e i livelli di zucchero precipitano, cosa che porta a mangiare più del dovuto. Lo stress è uno scatenante di altre malattie anche più pericolose. È una delle cause principali delle malattie al cuore, infarti, sbilanciamenti ormonali, e tutto ciò che è si collega a questo. Abbuffarsi per colpa dello stress, porta ad essere in sovrappeso, e altri problemi che vengono con questa condizione. È un circolo vizioso che dovrebbe essere fermato e corretto il prima possibile.

Elimineo tutti i fattori che hanno causato lo stress è quasi impossibile. Tuttavia, il modo migliore per stimolare la tua energia e lasciare lo stress alle spalle è iniziare a fare una dieta! Questo è scontato. Una dieta salutare da benefici al tuo copro che non puoi nemmeno immaginarestabilizza i livelli di zucchero nel sangue e pernisce energia per affrontare le situazioni stressanti e emotive nel modo migliore possibile.

Questo è il motivo per cui ho creato questo libro con ricette buone e salutari per concentrarci nell'aumentare le fibre e i carboidrati buoniper mantenere sotto controllo gli zuccheri nel sangue. Queste ricette sono piene di risorse naturali e nutrienti di cui il tuo corpo ha disperato bisogno per lavorare quotidianamente. La frutta e la verdura, i legumi, i fagioli, la carne magre, il salmone, l'olio d'oliva, le noci e i semi. Non c'è niente di meglio che mangiare in modo intelligente per abbassare i tuoi livelli di stress.

Questo libro si focalizza su cibi contenti vitamina C, vitamina B, e magnesio.

Ricette con ingredienti come i limoni, le arance, i peproni, i pomodori e le verdure a foglia sono una grande fonte di vitamina C. questa vitamina un perte impatto fisico e psicologico sulle persone che sdifrono di stress.

La vitamina B è una fonte di energia che ti darà la perza fisica e mentale per riprenderti dipo una situaizone stressante. Gli spinaci, l'avocado, le noci e il pesce sono alcuni degli ingredienti che ho incluso in queste ricette per aumentare questa vitamina.

Il magnesio fa rilassare i muscoli e gestisce l'ansia ed è incluso nella maggioparte dei cibi che appaiono in queste ricette. Troverai degli stimolanti del magnesio come le noci, il riso integrale, i fagioli in diverse combinazioni.

Una dieta giusta e bilanciata piena di questi nutrienti aiuta non solo a gemescolaree lo stress e ad evitare di abbuffarsi,ma influenzerà la tua vita e la tua salute.

Rendi questo libro la tua motivazione per rendere il tuo stile di vita più rilassante e senza stress!

53 RICETTE CHE RIDUCONO LO STRESS, PER AIUTARTI A SUPERARE I MOMENTI DIFFICILI E ANSIOSI: DELIZIOSI PASTI PER AIUTARTI A FAR FRONTE ALLO STRESS

1.   Stufato di Fagioli rossi e funghi

Ingredienti:

- 4 tazze di fagioli rossi, già cotti, scolati
- 450g di funghi button, tagliati
- 1 cipolla media, finemente tagliatoa
- 2 tazze di pomodori, a cubetti
- 4 spicchi d'aglio, tritato
- ½ tazza di basilico, tritato
- 1 cucchiaio di timo, macinato
- 1 cucchiaino di olio vegetale
- 2 cucchiaini di rosmarino fresco, finemente tagliato
- ½ cucchiaino di sale
- ¼ cucchiaino di pepe nero, macinato

Preparazione:

Posizionare i fagioli in una pentola con acqua bollente e cuocere per 2 minuti. Mettere da parte per 2 ore.

Pre-riscaldare l'olio in una grande padella a fuoco medio-alto. Aggiungere le cipolle e l'aglio e soffriggere per 10 minuti, finchè diventano traslucidi.

Ora, aggiungere i pomodori, i funghi, il timo, il basilico, e il rosmarino. Cuocere per 10 minuti e mescolare in the fagioli. Aggiungere acqua to adjust thickness if needed. Abbassare il fuoco e coprire con un coperchio. Cuocere per 40 minuti e cospargere del sale e pepe. Rimuovere dai fornelli e mescolare per bene.

Servire caldo.

Informazioni nutrizionali per porzione: Kcal: 346, Proteine: 23.4g, Carboidrati: 62.3g, Grassi: 1.9g

2.   Zuppa di pomodoro

Ingredienti:

- 450g di pomodori, a cubetti
- 3 peperoni medi, a cubetti
- 1 grande carota, a fette
- 3 spicchi d'aglio, tritato
- 1 grande cipolla, tagliata
- 2 cucchiaio di panna acida
- ½ tazza di basilico, finemente tagliato
- 1 cucchiaino di mix di condimenti vegetali
- ¼ cucchiaino di pepe nero, macinato
- 1 cucchiaino di timo, macinato
- ¼ cucchiaino di sale

Preparazione:

Unire la cipolla, l'aglio, e 2 cucchiai di acqua in una grande padella anti-aderente a temperatura medio-alta. Cuocere per circa 3-4 minuti o finchè l' acqua evapora. Aggiungere i peperoni, la carota e ½ tazza di acqua. Cuocere finchè sono teneri. Aggiungere i pomodori, il basilico, il timo e girare bene per combinare il tutto. Abbassare il fuoco e coprire con un coperchio. Cuocere per 20 minuti e rimuovere dai fornelli. Trasfeire il composto in un mixer e frullare finchè il composto diventa omogeneo. Riportare il miscuglio in padella. Scaldare e cospargere del sale e pepe.

Servire caldo.

Informazioni nutrizionali per porzione: Kcal: 178, Proteine: 5.9g, Carboidrati: 35.5g, Grassi: 3.6g

3. Pasta con salsa di rucola

Ingredienti:

- 900g di pasta, già cotta
- 2 tazze di rucola fresca
- 1 tazza di permaggio cremoso
- 2 cucchiai di succo di limone
- 4 spicchi d'aglio, tritato
- 2 cucchiai di pinoli, tostati
- ½ cucchiaino di sale

Preparazione:

Cuocere la pasta useo le istruzioni sulla confezione. Scolare bene e mettere da parte.

Intanto, unire il permaggio, la rucola, il succo di limone, l'aglio, e il sale in un mixer. Frullare finchè il tutto è omogeneo. Versare la salsa sulla pasta e guarnire con i pinoli.

servire.

Informazioni nutrizionali per porzione: Kcal: 595, Proteine: 20.7g, Carboidrati: 85.1g, Grassi: 19.0g

4.   Salmone con salsa di patate

Ingredienti:

- 900g di filetto di salmone, senza pelle e senza ossa
- 1 cucchiaio di olio d'oliva
- 1 cucchiaio di rosmarino, finemente tagliato
- ½ cucchiaino di sale marino
- 4 piccole patate, sbucciate e tagliate

Per la salsa:

- 2 pomodori medi, a cubetti
- 1 piccola cipolla, a cubetti
- ¼ tazza di prezzemolo fresco, tagliato
- 1 cucchiaio di succo di limone
- 1 cucchiaino di aceto di mele
- ½ cucchiaino di sale

Preparazione:

Posizionare le patate in una pentola con acqua bollente. cuocere finchè si riesce a tagliare con una perchetta.

Rimuovere dai fornelli e drain. Trasferire in un piatto da portata e mettere da parte.

Unire tutti salsa Ingredienti in un frullatore e frullare finchè il composto diventa omogeneo. Trasferire in una ciotola e mettere da parte.

Pre-riscaldare l'olio in una padella anti-aderente a fuoco medio-alto. Aggiugnere la carne e cuocere per circa 4-5 minuti. Trasferire la carne su un piatto da portata con le patate. Cospargere il rosmarino e il sale sulla carne. Versare la salsa sulle patate e servire.

Informazioni nutrizionali per porzione: Kcal: 235, Proteine: 23.9g, Carboidrati: 15.8g, Grassi: 9.0g

5.   Avocado al Chutney

Ingredienti:

- 2 avocado, snocciolati, sbucciati, e tagliati
- 1 cipolla media, a cubetti
- 1 cucchiaino di zenzero, grattugiato
- 1 cucchiaino di cuminoo, macinato
- ½ tazza di menta, finemente tagliata
- 1 cucchiaio di olio d'oliva
- ½ cucchiaino di sale
- ¼ cucchiaino di pepe nero, macinato

Preparazione:

Pre-riscaldare l'olio in una padella anti-aderente a fuoco medio-alto aggiungere le cipolle e soffriggere finchè diventano traslucide. Aggiungere il cuminoo e lo zenzero e cuocere per circa 3-4 minuti. Rimuovere la padella dal pernello e aggiungere l'avocado e la menta.

Cospargere del sale e pepe e servire.

Informazioni nutrizionali per porzione: Kcal: 340, Proteine: 3.6g, Carboidrati: 17.1g, Grassi: 31.2g

6.   Riso Basmati

Ingredienti:

- 3 tazze di riso basmati

- 2 piccole cipolle rosse, a cubetti

- 1 tazza di cipollotti, tagliati

- 1 peperone verde, tagliato

- 1 carota medio, tagliata

- 3 cucchiai di succo di limone

- 1 cucchiaio di aceto balsamico

- 1 cucchiaino di curry in polvere

- ½ cucchiaino di pepe Cayenne, macinato

- ½ cucchiaino di sale

- ¼ cucchiaino di pepe nero, macinato

Preparazione:

Mischiare il succo di limone, l'aceto, il curry, il pepe Cayenne, il sale, e il pepe in una ciotola. Mettere da parte per far insaporire tutti gli ingredienti.

Posizionare il riso in una pentola profonda. versare 6 tazze di acqua e e far bollire. ora, abbassare il fuoco e coprire con un coperchio. Cuocere per 40 minuti, o finchè si intenerisce. Rimuovere dai fornelli e asciugare. Mettere da parte.

Intanto, unire le cipolle, i cipollotti, e la carota in una ciotola. Spruzzare del succo di limone e mescolare bene. Aggiungere il riso e mischiare il tutto.

Servire.

Informazioni nutrizionali per porzione: Kcal: 440, Proteine: 9.1g, Carboidrati: 96.4g, Grassi: 1.0g

7.   Insalata di arance e barbabietole

Ingredienti:

- 2 arance grandi, sbucciate e fatte a spicchi

- 5 barbabietole medie, sbucciate

- 2 tazze di lattuga romana, tagliata

- 2 tazze di fagioli neri, già cotti

- 1 cucchiaio di aceto di vino rosso

- 3 cucchiai di aneto, tritato

- 2 cucchiai di olio extra vergine d'oliva

- 2 cucchiai di mandorle, tagliate grossolanamente

- ½ cucchiaino di sale

- ¼ cucchiaino di pepe nero, macinato

Preparazione:

Mischiare l'aceto, l'olio, l'aneto, il sale, e il pepe in una ciotola. Mettere da parte.

Posizionare le barbabietole in una pentola profonda e aggiungere abbastanza acqua da coprire il tutto. Portare a bollore e ridurre il calore. Coprire con un coperchio e cuocere per circa 20-25 minuti, o finchè si riesce a tagliare con una perchetta. Rimuovere dai fornelli e scolare bene. Mettere da parte.

Intanto, posizionare i fagioli in una pentola di acqua bollente. Cuocere finchè sono al dente, poi rimuovere e scolare bene. Mettere da parte.

ora, unire le barbiabetole, i fagioli, e le arance in una grande ciotola. Spruzzare il condimento e agitare bene.

Posizionare della lattuga su un piatto da portata e aggiungere l'insalata di barbabietole. Guarnire con mandorle e cospargere del sale e pepe, se necessario.

Informazioni nutrizionali per porzione: Kcal: 345, Proteine: 16.8g, Carboidrati: 57.8g, Grassi: 6.9g

8.   Zuppa di Zucchine

Ingredienti:

- 4 zucchine medie, sbucciate e tagliate
- 1 cipolla media, tagliata
- 2 tazze di brodo vegetale
- 1 tazza di yogurt bianco
- 1 cucchiaino di timo, tritato
- 1 cucchiaino di noce moscata
- 1 cucchiaino di scorza di limone
- ½ cucchiaino di pepe nero, macinato
- ½ cucchiaino di sale

Preparazione:

Unire le cipolle e 2 cucchiai di acqua in una grande padella anti-aderente a temperatura medio-alta. Aggiungere le zucchine e cuocere per 5 minuti girando costantemente. Versare il brodo vegetale e aggiungere la noce moscata, il timo, e la scorza di limone.

Cuocere per altri 15 minuti, o finchè le zucchine si riescono a tagliare con una perchetta. Rimuovere dai fornelli e trasferire in un mixer.

Frullare finchè il tutto è omogeneo, poi reinserire in padella. Aggiungere lo yogurt e scaldare il tutto. Cospargere del sale e pepe se necessario e servire.

Informazioni nutrizionali per porzione: Kcal: 63, Proteine: 5.0g, Carboidrati: 8.3g, Grassi: 1.2g

9. Tortillia di tonno e cetrioli

Ingredienti:

- 4 lattine di tonno, scolate

- 2 cetrioli medi, tagliati

- ½ tazza di cipolline, finemente tagliato

- 4 cucchiaio di maionese

- ¼ tazza di succo di limone

- 2 cucchiai di panna acida

- ½ cucchiaino di sale

- ¼ cucchiaino di pepe nero, macinato

- 1 lattuga verde

Preparazione:

Mischiare insieme la maionese, il succo di limone, la panna acida, e un pizzico di sale in una piccola ciotola. Mettere da parte.

Unire il tonno, le cipolline, il cetriolo in una grande ciotola. Aggiungere il composto già pronto e mischiare bene il tutto con un cucchiaio.

Cospargere le foglie di lattuga su un piatto da portata e mischiare il composto. Chiudere le tortilla con uno stecchino. Servire subito.

Informazioni nutrizionali per porzione: Kcal: 253, Proteine: 28.1g, Carboidrati: 7.4g, Grassi: 11.9g

10. Pasticcio di verdure

Ingredienti:

- 2 tazze di fagioli bianchi, già cotti
- ½ tazza di porri, finemente tagliati
- 1 peperone verde, finemente tagliato
- 2 piccole patate, sbucciate e tagliate
- 1 tazza di cavolo, tagliato
- 2 spicchi d'aglio, tritato
- 2 cucchiaini di rosmarino fresco, finemente tagliato
- 2 cucchiai di succo di limone
- 1 cucchiaio di scorza di limone
- 1 cucchiaino di sale
- ½ cucchiaino di pepe nero, macinato

Preparazione:

Posizionare le patate in una pentola di acqua bollente. Cuocere finchè sono al dente e rimuovere dai fornelli.

Scolare bene e mettere da parte. Ripetere il processo con i fagioli.

Unire i porri, il pepe e 2 cucchiai di acqua in una grande padella anti-aderente a temperatura medio-alta. Cuocere per 2 minuti, poi aggiungere l'aglio. Cospargere del rosmarino e girare bene. Aggiungere le patate, il succo di limone, e i fagioli. Cuocere per circa 8-10 minuti poi aggiugenre il cavolo. Cuocere per altri 5 minuti, o finchè il cavolo è al dente. Cospargere della scorza di limone, sale, e pepe prima di servire.

Informazioni nutrizionali per porzione: Kcal: 342, Proteine: 21.0g, Carboidrati: 65.1g, Grassi: 1.0g

11. Biscotti allo Zenzero

Ingredienti:

- 2 tazze di farina 00
- 1 cucchiaino di bicarbonato di sodio
- 1 cucchiaino di zenzero, macinato
- 1 cucchiaino di cannella, macinato
- ½ tazza di salsa di mela
- 2 cucchiai di sciroppo d'acero
- 2 cucchiai di marmellata di fichi
- 1 cucchiaino di estratto di vaniglia

Preparazione:

Pre-riscaldare il forno a 180°C.

Unire la farina, il bicarbonato di sodio, la cannella, lo zenzero, e la vaniglia. Girare bene e poi aggiungere lo sciroppo d'acero, la salsa di mele e la marmellata. Mischiare finchè l'impasto è omogeneo. Creare i biscotti.

Posizionare a la carta forno su una teglia. Cospargere i biscotti a 4,5 cm di distanza l'uno dall'altra. Infornare per 5-6 minuti, o finchè sono croccanti e marroni. Rimuovere dal forno e far raffreddare per un pò.

Servire con miele o latte. Ma questo è opzionale.

Informazioni nutrizionali per porzione: Kcal: 91, Proteine: 2.2g, Carboidrati: 19.6g, Grassi: 0.2g

12.   Manzo con Fagioli verdi

Ingredienti:

- 900g di manzo magro, tagliato a bocconcini
- 2 peperoni verdi, senza semi e tagliati a strisce
- 4 spicchi d'aglio, tritato
- ½ tazza di aneto, finemente tagliato
- 2 tazze di fagioli verdi, già cotti
- 3 cucchiai di olio d'oliva
- 1 cucchiaio di succo di limone
- ¼ cucchiaino di pepe Cayenne, macinato
- ½ cucchiaino di sale
- ¼ cucchiaino di pepe nero, macinato

Preparazione:

Pre-riscaldare il forno to 180°C.

Unire i peperoni, 2 cucchiai di olio, aglio, aneto, succo di limone, pepe cayenne, sale, e pepe in un frullatore.

Frullare finchè il composto diventa omogeneo e mettere da parte.

Posizionare i fagioli verdi in una pentola di con acqua bollente e cuocere finchè si riesce a tagliare con una perchetta. rimuovere dai fornelli e scolare bene. Mettere da parte.

Pre-riscaldare l'olio rimanente in una grande padela a temperatura medio-alta. Aggiungere la carne e cospargere del sale e pepe. Cuocere per 10 minuti, o finchè diventa dorata. Rimuovere dai fornelli e trasferire in un piatto da portata con fagioli verdi. Cospargere il condimento e servire.

Informazioni nutrizionali per porzione: Kcal: 379, Proteine: 47.9g, Carboidrati: 8.7g, Grassi: 16.8g

13.   Cavolo rosso e mele

Ingredienti:

- 1 grande cavolo rosso
- 2 carote medie, a cubetti
- 1 tazza di sedano, a cubetti
- 2 mele medie, sbucciate, senza torsolo e tagliate
- 1 cipolla media, a cubetti
- 2 cucchiai di mostarda gialla
- 4 cucchiai di aceto di vino rosso
- 2 cucchiai di olio d'oliva
- 1 cucchiaino di timo, macinato
- ½ cucchiaino di sale
- ¼ cucchiaino di pepe nero, macinato

Preparazione:

Pre-riscaldare l'olio in una grande padella anti-aderente a temperatura medio-alta. Aggiungere le cipolle e soffriggere per qualche minuto finchè diventano traslucide. Aggiungere seda, carote e 2 cucchiai di acqua, timo aceto e mostarda. Cuocere per 5 minuti, girando occasionalmente.

Aggiungere le mele e il cavolo e abbassare il fuoco. Coprire con un coperchio e cuocere per 20 minuti, o finchè si intenerisce.

Cospargere del sale e pepe prima di servire.

Informazioni nutrizionali per porzione: Kcal: 133, Proteine: 2.5g, Carboidrati: 21.9g, Grassi: 5.2g

14.   Pollo e avocado cotti al forno

Ingredienti:

- 1,8kg di petto di tacchino, finemente tagliato

- 1 avocado medio, snocciolato, sbucciato, e tagliato

- 1 peperone grande, tagliato

- 1 tazza di parmigiano, stracciato

- 2 cucchiai di prezzemolo, finemente tagliato

- 2 cucchiai di mostarda Dijon

- ½ tazza di mais

- 4 cucchiai di burro

- ½ cucchiaino di sale dell'Himalayan

Preparazione:

Pre-riscaldare il forno a 180°C.

Coprire la carne con la mostarda e lasciare in una ciotola. Mettere da parte.

Sciogliere il burro in una padella anti-aderente a temperatura medio-alta. Aggiungere l'avocado, il pepe, il permaggio, il prezzemolo, e corn. Mescolare e cuocere finchè il permaggio si è sciolto. Rimuovere dai fornelli e trasfeire il composto in una grande teglia. Aggiungere la carne e coprire con il miscuglio. Coprire il piatto con della carta alluminio e infornare.

Cuocere per 45 minuti, o finchè si è cotto all'interno. Rimuovere dal forno e far raffreddare per un pò prima di servire.

Informazioni nutrizionali per porzione: Kcal: 315, Proteine: 35.1g, Carboidrati: 12.3g, Grassi: 13.9g

15.   Polpette all' Aglio

Ingredienti:

- 450g di carne tritata di manzo

- 210g di riso bianco

- 2 piccole cipolle, sbucciate e finemente tagliate

- 2 spicchi d'aglio, schiacciato

- 1 grande uovo, sbattuto

- 1 grande patata, sbucciata e a fette

- 3 cucchiai di olio extra vergine d'oliva

- 1 cucchiaino di sale

Preparazione:

In a grande ciotola, unire la carne macinata con il riso, le cipolle finemente tagliate, l'aglio schicciato, un uovo sbattuto e il sale. Creare 15-20 polpette, a seconda delle dimensioni.

Oliare il fondo della tua pentola a cottura lenta con 3 cucchiai di olio d'oliva. Creare un primo strato con una fetta patata e guarnire con le polpette.

coprire, abbassare il fuoco e cuocere per 6-8 ore.

Informazioni nutrizionali per porzione: Kcal: 468, Proteine: 33.4g, Carboidrati: 47.0g, Grassi: 15.3g

16.   Pollo al burro d'arachidi

Ingredienti:

- 1.8 kg di filetto di pollo, tagliato finemente a fette
- 4 cucchiai di burro di arachidi
- 1 tazza di latte scremato
- ¼ tazza di coriandolo, finemente tagliato
- 4 cucchiai di olio vegetale
- 4 cucchiaini di zenzero, macinato
- 1 cucchiaio di sale marino
- ¼ cucchiaino di pepe nero, macinato

Preparazione:

Pre-riscaldare il forno a 200°C.

Posizionare la carne in una grande teglia e coprire con del sale marino. Mettere da parte.

Pre-riscaldare l'olio in una grande pentola anti-aderente a temperatura medio-alta. Aggiungere latte, coriandolo, e zenzero. Cuocere per 2 minuti poi aggiungere lo zenzero e il pepe. Cuocere per altri 2 minuti poi aggiungere il burro di noccioline. Mescolare bene per combinare il tutto e cuocere per altri minuti. Rimuovere dai fornelli.

Versare il miscuglio di burro di arachidi sulla carne. Coprire con un coperchio e posizionarlo in forno. Infornare per circa 15-20 minuti, o finchè diventa dorata. Rimuovere il coperchio e cuocere per altri 2 minuti. Rimuovere dal il forno e far raffreddare per un pò prima di servire.

Informazioni nutrizionali per porzione: Kcal: 371, Proteine: 55.1g, Carboidrati: 3.0g, Grassi: 14.2g

17. Frullato al cioccolato e frutti di bosco

Ingredienti:

- 1 tazza di fragole
- 1 tazza di more
- 5 albumi
- ½ tazza di latte di cocco
- ¼ tazza di gocce di cioccolato
- 1 cucchiaio di miele
- 1 cucchiaio di semi di lino

Preparazione:

Unire fragole, more, albumi, latte di cocco, e gocce di cioccolato in un frullatore. Frullare finchè il tutto è omogeneo. Aggiungere acqua per aggiustare la consistenza. Aggiungere miele e ri-mescolare. Trasfeire il composto in bicchieri da portata e guarnire con semi di lino

Buon appetito!

Informazioni nutrizionali per porzione: Kcal: 330, Proteine: 9.3g, Carboidrati: 42.9g, Grassi: 14.8g

18.   Noci tostate

Ingredienti:

- ½ tazza di mandorle

- ½ tazza di pistacchi

- ½ tazza di anacardi

- ½ tazza di noci

- 4 cucchiaio di burro

- 1 cucchiaino di noce moscata

- 1 cucchiaino di scorza di arancia

- 1 cucchiaino di cannella, macinata

- 1 cucchiaino di zenzero, macinato

- 1 cucchiaino di sale

Preparazione:

Pre-riscaldare il forno to 180°C.

Unire tutte le noci in a grande ciotola.

Posizionare della carta forno su una grande teglia e cospargervi le noci. Mettere in forno e arrostire per circa 8-10 minuti. Rimuovere dal il forno e mettere da parte per far raffreddare per un pò.

Sciogliere il burro in una grande padella anti-aderente a temperatura medio-alta. Aggiungere cannella, noce moscata, zenzero,sale, e scorza di arancia. Mescolare bene per combinare il tutto e aggiungere le noci. Cuocere 1 minuto e rimuovere dai fornelli.

Servire subito.

Informazioni nutrizionali per porzione: Kcal: 412, Proteine: 10.6g, Carboidrati: 12.9g, Grassi: 38.4g

19.   Salmone al limone con spinaci

Ingredienti:

- 900g di filetto di salmone, tagliato finemente a fette

- 4 tazze di spinaci, finemente tagliati

- 1 tazza di latte di cocco

- ½ tazza di succo di limone

- 1 cucchiaio di scorza di limone

- 4 cucchiai di prezzemolo fresco, finemente tagliato

- 2 cucchiai di pinoli

- 2 cucchiai di olio d'oliva

- 1 cucchiaino di sale

- ¼ cucchiaino di pepe nero, macinato

Preparazione:

Pre-riscaldare 1 cucchiaio di olio in a grande padella anti-

aderente a temperatura medio-alta. Aggiungere la carne e

cospargere del sale. Cuocere per 5 minuti per lato, o

finchè diventa dorata. Mettere da parte

Pre-riscaldare the l'olio rimanente in una padella a parte e aggiungere gli spinaci. Cuocere finchè sono al dente. Aggiungere i pinoli e cuocere per 1 minuto. Rimuovere dai fornelli e trasferire in un piatto da portata. Guarnire con il salmone e mettere da parte.

Unire latte di cocco e succo di limone in una padella media. Scaldarla e versarvi sopra la carne. Cospargere della scorza di limone prima di servire.

Informazioni nutrizionali per porzione: Kcal: 363, Proteine: 31.5g, Carboidrati: 4.2g, Grassi: 25.8g

20.   Yogurt di cioccolato e arancia

Ingredienti:

- 1 tazza di yogurt bianco, o yogurt greco
- ¼ tazza di cioccolato fondente, grattugiato
- 1 grande orange, sbucciate e tagliata a spicchi
- 1 cucchiaio di miele
- 1 cucchiaio di semi di chia
- Alcune foglie di menta

Preparazione:

Unire lo yogurt e i semi di chia in una ciotola media. Aggiungere il miele e mischia bene con un cucchiaio.

Aggiungere il cioccolato grattugiato e l'arancia. Mischia bene e cospargere della menta.

Informazioni nutrizionali per porzione: Kcal: 268, Proteine: 12.9g, Carboidrati: 36.0g, Grassi: 9.6g

21.   Bistecca di vitello in salsa di Aglio e pepe rosso

Ingredienti:

- 450g di bistecca di vitello, senza ossa
- 3 grandi peperoni, tagliati
- 3 cucchiai di olio d'oliva
- 4 spicchi di aglio, tagliato
- 1 piccola cipolla, tagliato
- 1 cucchiaino di rosmarino, finemente tagliato
- ½ tazza di acqua
- spray da cucina

Preparazione:

Pre-riscaldare il forno a 180°C.

Coprire leggermente la carta forno con lo spray da cucina. Posizionare la carne sulla carta forno e cuocere per 60 minuti.

Intanto, tagliare ogni peperone a metà, rimuovere i semi e lo stelo. Tagliare finemente i peperoni. Scaldare l' olio d'oliva in una padella e aggiungere aglio e cipolla. soffriggere finchè sono traslucidi. Non dovrebbero impiegare più di 5 minuti. Mescolare costantemente. Aggiungere i peperoni, il rosmarino e ½ tazza di acqua (puoi aggiungere altra acqua se la salsa è troppo spessa). Far bollire e abbassare il fuoco al minimo. Cuocere per 10-15 minuti. Mettere da parte.

Quando la carne è morbida, rimuovere dal il forno e trasferire in un piatto. Versare il la salsa di peperoni sui pezzi di carne e servire.

Informazioni nutrizionali per porzione: Kcal: 258, Proteine: 46.0g, Carboidrati: 17.2g, Grassi: 18.3g

22.   Melanzane e manzo Macinato in casseruola

Ingredienti:

- 2 grandi melanzane, tagliate finemente a fette

- 1 tazza di manzo magro, macinato

- 1 cipolla media, tagliato

- 1 cucchiaino di olio d'oliva

- ¼ cucchiaino di pepe nero, macinato

- 2 pomodori medi, a cubetti

- 3 cucchiai di prezzemolo fresco, finemente tagliato

Preparazione:

Pre-riscaldare il forno a 150°C.

Sbucciare le melanzane e tagliarle a metà in fogli sottili. Metterle in una ciotola e lasciarle per un'ora. Immergerle nelle uova sbattute

Pre-riscaldare l'olio in a grande padella a temperatura medio-alta. Aggiungere le melanzane e friggerle per 3 minuti per lato, o finchè sono pronte. Mettere da parte.

Pre-riscaldare l'olio rimanente nella stessa padella. Soffriggere le cipolle finchè sono traslucide, poi aggiungere il pomodoro, e cospargere del pepe e del prezzemolo. Cuocere per 2 minuti e aggiungere la carne. Cuocere finchè si intenerisce.

Rimuovere dai fornelli e mettere da parte per far raffreddare per un pò.

Unire la carne e il miscuglio di verdure e uovo in una teglia da forno. Creare uno strato con le melanzare, poi uno di carne e verdure. Ripetere il processo con gli Ingredienti rimanenti.

infornare per 30 minuti o finchè è pronto. Rimuovere dal il forno e servire.

Informazioni nutrizionali per porzione: Kcal: 114, Proteine: 14.2g, Carboidrati: 21.6g, Grassi: 9.7g

23.   Frullato di cocco e vaniglia

Ingredienti:

- 1 tazza di latte di cocco
- ½ tazza di acqua
- 1 cucchiaino di estratto di vaniglia
- 1 cucchiaino di vaniglia, macinata
- ¼ tazza di more
- ½ tazza di fragole
- ¼ cucchiaino di cannella, macinato

Preparazione:

Unire latte e acqua in una pentola profonda. Far bollire a bassa temperatura. Aggiungere vaniglia e estratto di vaniglia. Mescolare bene e far bollire per circa un minuto. Rimuovere dai fornelli e far raffreddare.

Unire il miscuglio di latte con tutti gli altri Ingredienti in un frullatore. Frullare finchè il composto diventa omogeneo e trasferire in un bicchiere. Refrigerare per 1 ora prima di servire.

Informazioni nutrizionali per porzione: Kcal: 79, Proteine: 4.6g, Carboidrati: 10.2g, Grassi: 1.6g

24.   Salmone dolce Svedese

Ingredienti:

- 2 filetti di salmone medio, senza ossa

- 1 cucchiaino di cuminoo, macinato

- 1 cucchiaio di olio d'oliva

- 1 cucchiaino di succo di lime

- 1 cucchiaino di cannella, macinato

- 1 cucchiaino di paprika, macinato

- ½ cucchiaino sale

- ¼ cucchiaino di pepe nero, macinato

Preparazione:

Pre-riscaldare il forno to 180°C.

Unire il succo di lime, la cannella, la paprika, il sale, e pepe in una ciotola.

Posizionare il salmone nel miscuglio e coprire bene. Coprire con la pellicola trasparente e posizionare in frigo. Far marinare per 30 minuti in frigo.

Ora posizionare il salmone su una teglia oliata. Infornare per quasi 6-8 minuti e servire caldo.

Informazioni nutrizionali per porzione: Kcal: 117, Proteine: 18.2g, Carboidrati: 12.6g, Grassi: 8.3g

25.   Manzo messicano

Ingredienti:

- 1,35kg di arrosto di manzo

- ½ tazza aceto di mele

- 1 cucchiaio di olio vegetale

- 1 cucchiaino di sale

- 2 cucchiai di cipolle, tagliate

- 1 cucchiaio di cuminoo, macinato

- 3 cucchiai di cipolla in polvere

- 1 spicchio d'aglio, tritato

- 3 cucchiaio di peperoncino in polvere

Preparazione:

Unire il cuminoo, la cipolla, l' aglio, il peperoncino, e il sale in una ciotola. Mettere da parte per far unire tutti i sapori.

Pre-riscaldare l'olio a temperatura medio-alta. Aggiungere le cipolle e soffriggere per 5 minuti.

Intanto coprire e strofinare le spezie sulla carne. Posizionare l'arrosto di manzo nella pentola per circa 10-12 minuti, o finchè diventa dorato.

Ora aggiungere i rimanenti Ingredienti e bloccare la pentola a pressione con un coperchio. Tenere il fuoco alto per 8 minuti.

Informazioni nutrizionali per porzione: Kcal: 135, Proteine: 15.62g, Carboidrati: 5.4g, Grassi: 8.3g

26.   Indivia fresca con Noci

Ingredienti:

- 450g di indivia, stracciata grossolanamente
- ¼ tazza di noci
- 1 piccola mela, senza torsolo
- ¼ tazza di aceto di champagne
- 3 cucchiaini di mostarda gialla
- ½ tazza di olio extra vergine d'oliva
- ¼ cucchiaino di sale
- ¼ cucchiaino di pepe nero, macinato

Preparazione:

Unire l'aceto di champagne, la mostarda, l'olio d'oliva, il sale, e il pepe in un frullatore. Mischiare bene. Mettere da parte.

Stracciare l'indivia in una ciotola. Tagliare la mela in fette sottile. Aggiungere le noci e cospargere il miscuglio. Agitare bene per combinare. Servire freddo.

Informazioni nutrizionali per porzione: Kcal: 315,
Proteine: 2.7g, Carboidrati: 12.3g, Grassi: 30.3g

27. Spiedini di gamberi e insalata con limone e peperoncino

Ingredienti:

Per i gamberi grigliati e pomodori:

- 5 grandi gamberi, sviscerati
- 240g di pomodori
- 1 cucchiaio di olio d'oliva
- 2 spicchi d'aglio, schiacciati
- 1 cucchiaino di coriandolo, tritato
- ½ cucchiaino di curcuma, macinata
- 1 cucchiaino di sale
- ¼ cucchiaino di pepe nero, macinato
- 2 spiedini, immersi in acqua

Per l'insalata:

- ½ testa di lattuga, tagliata grossolanamente
- ½ avocado medi, snocciolato, sbucciato e a fette

Per il condimento:

- ¼ tazza di succo di limone

- ¼ tazza di olio extra vergine d'oliva

- 1 cucchiaino di mostarda gialla

- ¼ cucchiaino di peperoncino in polvere

- ½ cucchiaino di cumino, macinato

- 1 cucchiaio di cipolline, tritate

- ¼ cucchiaino di sale marino

Preparazione:

Pre-riscaldare una griglia elettrica a temperatura alta. Mischiare 3 cucchiai di olio d'oliva, l'aglio, il coriandolo, la curcuma, il sale, e il pepe. Mescolare finchè il tutto è combinato bene.

Infilzare i gamberi con gli stecchini insieme ai pomodori e cospargere la salsa marinata su di essi. Grigliare per 2-3 minuti per lato. Rimuovere dalla griglia e mettere da parte.

Unire gli Ingredienti per il condimento in una piccola ciotola. Posizionare la lattuga e l'avocado in una ciotola. Guarnire con i gamberi e i pomodori, e cospargere con il dondimento di limone e peperoncino. Buon appetito!

Informazioni nutrizionali per porzione: Kcal: 223, Proteine: 3.1g, Carboidrati: 7.2g, Grassi: 21.6g

28. Bistecca di manzo con coriandolo e Succo di limone

Ingredienti:

- ¼ tazza di coriandolo, tagliato

- 3 spicchi d'aglio, tritato

- 2 cucchiai di succo di limone

- ½ tazza olio d'oliva

- 4 bistecche di tonno

- ½ cucchiaino di paprika

- ½ cucchiaino di cumino, macinato

- ½ cucchiaino di peperoncino in polvere

- ½ cucchiaino di sale

- ¼ cucchiaino di pepe nero, macinato

Preparazione:

Aggiungere il coriandolo, l'aglio, la paprika, il cumino, il peperoncino in polvere e il succo di limone in un frullatore e frullare fino a combinare tutto.

Aggiungere gradualmente l'olio e mischiare gli Ingredienti finchè il miscuglio è omogeneo.

Trasferire il composto in una ciotola, aggiungere il pesce e agitare per coprire il pesce in modo omogeneo con la salsa. Far riposare per almeno 2 ore per penetrare il condimento nel pesce.

Pre-riscaldare il grill. Spennellare la griglia con l'olio, posizionare il pesce sul grill per circa 3 o 4 minuti per lato.

Rimuovere il pesce dal grill, trasferire in un piatto da portata e servire con spicchi di limone o delle verdure.

Informazioni nutrizionali per porzione: Kcal: 513, Proteine: 54.6g, Carboidrati: 1.2g, Grassi: 31.7g

29.   Stufato di Cavolo e Agnello

Ingredienti:

- 1,35kg di agnello, senza ossa, già cotto

- 675g di cavolo

- 1 grande cipolla rossa, sbucciata e a fette

- 4 spicchi d'aglio, schiacciato

- 1 grande pomodoro, finemente tagliato

- ½ tazza di prezzemolo, finemente tagliato

- 4 cucchiai di olio extra vergine d'oliva

- 6 tazze di acqua

- 3 foglie di alloro

Preparazione:

Versare 6 tazze di acqua nella pentola a pressione e aggiungere la carne. Chiudere la pentola con un coperchio e cuocere a temperatura alta per 10 minuti.

Ora, aggiungere le verdure e le spezie. Versare abbastanza acqua per coprire tutti gli Ingredienti. Coprire la pentola con un coperchio e far cuocere per 25 minuti a temperatura alta.

Servire caldo.

Informazioni nutrizionali per porzione: Kcal: 401, Proteine: 31.86g, Carboidrati: 62.13g, Grassi: 5.12g

30.   Frullato di miele e mirtilli

- **Ingredienti:**

- 1 tazza di mirtilli

- ¼ tazza di mandorle, tostate

- 1 cucchiaio di semi di chia

- 1 tazza di latte di mandorle

- 2 cucchiaio di miele

- una manciata di cubetti di ghiaccio

Preparazione:

Unire tutti gli ingredienti in un frullatore. Frullare finchè il composto diventa omogeneo e trasferire in bicchieri da portata. Servire subito.

Informazioni nutrizionali per porzione: Kcal: 225, Proteine: 11.4g, Carboidrati: 31.3g, Grassi: 8.1g

31. Pollo Miele con Cipollotti

Ingredienti:

- 450g di cosce di pollo, tagliate a bocconcini
- 4 cucchiai di miele
- 6 cipollotti, tagliati
- 1 cucchiaio di menta, finemente tagliata
- 6 cucchiaini di cannella, macinata
- 1 cucchiaio di olio di cocco
- 1 cucchiaino di cuminoo, macinato
- 1 cucchiaino di pepe nero, macinato
- 1 cucchiaino di sale marino

Preparazione:

Pre-riscaldare l'olio in una grande padella anti-aderente a temperatura media. Aggiungere la carne e cuocere per circa 8-10 minuti, o finchè diventa dorata.

Aggiungere la cipolla tagliata e mischiare per altri 3 minuti. Aggiungere i condimenti e il cuminoo. Cospargere la cannella e aggiungere il miele. Mischiare per 5 minuti e controllare se il pollo si è cotto fino in fondo.

Guarnire con menta e servire caldo.

Informazioni nutrizionali per porzione: Kcal: 105, Proteine: 12.9g, Carboidrati: 11.8g, Grassi: 1.1g

32. Zuppa di coriandolo fresco

Ingredienti:

- 4 tazze di brodo vegetale

- 2 grandi peperoncini, finemente tagliati

- 6 pomodori medi, a metà

- ½ cucchiaino di cumino, macinato

- 1 cipolla rossa tagliata

- 2 tazze di coriandolo, tagliato

- 1 cucchiaino di farina di mandorle

- ¼ tazza di prezzemolo fresco, tagliato

- 2 cucchiai di pasta di zenzero e aglio

- ½ cucchiaino di coriandolo, tagliato

- ½ cucchiaino di pepe nero, macinato

- ½ cucchiaino di sale marino

- 1 cucchiaino di burro di mandorle

Preparazione:

In una grande pentola, sciogliere il burro di mandorle e friggere la cipolla rossa tagliata per circa 3 minuti. Aggiungere lo zenzero e la pasta di zenzero.

Aggiungere il pepe, il sale, il coriandolo, il cumino, e i peperoncini verdi. Agitare per 3 minuti e poi aggiungere i pomodori. Mescolare per bene e poi aggiungere il brodo.

Cuocere a fuoco basso per circa 1 ora. Servire caldo.

Informazioni nutrizionali per porzione: Kcal: 115, Proteine: 4.2g, Carboidrati: 18.6g, Grassi: 5.3g

33.   Agnello arrostito

Ingredienti:

- 2x 1 ½ di lombata di agnello a bocconcini

- 1 tazza di olio vegetale

- 3 spicchi d'aglio, schiacciati

- 1 cucchiaio di foglie di timo, schiacciate

- 1 cucchiaio di rosmarino fresco, schiacciato

- 1 cucchiaio di pepe rosso, macinato

- 1 cucchiaino di sale marino

Preparazione:

Pre-riscaldare il forno to 180°C.

Unire l'olio con l' aglio schiacciato, il timo, rosmarino, il pepe rosso, e il sale. Mischia bene in una grande ciotola. Aggiungere i pezzi di lombata di agnello. Lasciare in frigo per circa 2 ore.

Posizionare i pezzi di agnello in una grande, padella. Aggiungere 4 cucchiai di marinata e abbassare la temperatura a 150°C. Cuocere per circa 15 minuti e rimuovere dal il forno. Ora aggiungere la salsa marinata rimanente, girare i pezzi di agnello, e cuocere per 15 more minuti.

Rimuovere dal il forno e servire con verdure fresche. Buon appetito!

Informazioni nutrizionali per porzione: Calories: 411, Proteine: 45.6g Carboidrati: 19.4g Grassi: 21.2g

34.   Stufato alla tedesca

Ingredienti:

- 1,35kg di spalla di manzo, senza ossa

- 450g di midollo osseo di agnello

- 1 grande carota, a fette

- 3 piccole cipolle, sbucciate

- 450g di funghi button, a fette

- 2 tazze di brodo di manzo

- 10 spicchi d'aglio

- 2 cucchiai di olio d'oliva

- 1 cucchiaio di rosmarino, macinato

- ½ cucchiaino di sale

- ¼ cucchiaino di pepe nero, macinato

Preparazione:

Pre-riscaldare l'olio in una padella a temperatura medio-
alta. Aggiungere il manzo e far dorare su entrambi i lati.

Rimuovere dalla padella e condire generosamente con sale e pepe.

Trasferire in a una pentola a pressione. Aggiungere il midollo osseo, la carota, i funghi, l'aglio, il rosmarino e il brodo di manzo.

Chiudere la pentola con un coperchio per 24 minuti a fuoco alto.

Remuovere le ossa e servire.

Informazioni nutrizionali per porzione: Kcal: 370, Proteine: 46.5g, Carboidrati: 40.2g, Grassi: 29.6g

35.　Insalata di mais

Ingredienti:

- ½ tazza di lattuga romana, finemente tagliata

- ½ tazza di mais

- 1 peperone rosso medio, a fette

- ½ grande peperone, a fette

- 5 pomodori ciliegini, a metà

- ½ cipolla rossa, sbucciata e a fette

- 1 cucchiaino di rosmarino

- 1 cucchiaino di succo di lime

Preparazione:

Lavare e tagliare il peperone a metà. Rimuovere i semi e la polpa. Affettare a fette sottili.

Sbucciare e tagliare a fette la cipolla.

Usare un grande piatto da portata e aggiungere le verdure. Puoi giocare con i colori o aggiungere degli ingredienti che ti piacciono. Cospargere del rosmarino e il succo di lime. Servire subito.

Informazioni nutrizionali per porzione: Kcal: 370, Proteine: 46.5g, Carboidrati: 40.2g, Grassi: 29.6g

36. Stufato di porri

Ingredienti:

- 6 grandi porri

- 450g di manzo magro

- 1 foglia di alloro

- 1 carota media, a fette

- ¼ tazza di sedano, tagliato

- 1 piccola cipolla, sbucciata e a fette

- ¼ cucchiaino di pepe nero, macinato

- ½ cucchiaino di sale

- 5 cucchiaio di olio extra vergine d'oliva

- ½ cucchiaino di rosmarino, finemente tagliato

Preparazione:

Oliare il fondo di una pentola a pressione con 2 cucchiai di olio d'oliva. Coprire la carne con del sale e pepe.

Aggiungere a fette la cipolla, la carota, il sedano, e 1 foglia di alloro. Versare abbastanza acqua da coprire tutti gli

Ingredienti e sigillare il coperchio. Fa cuocere a pressione e abbassare a fuoco basso. Cuocere per 45 minuti. Rimuovere dai fornelli e mettere da parte.

Tagliare il sedano e rimuovere i primi due strati. Scaldare l'olio d'oliva a temperatura medio-alta e soffriggere il sedano per diversi minuti.

Rimuovere la carne dalla pentola. Tagliare in piccoli pezzi e aggiungere alla padella. Aggiungere il rosmarino e del sale. Cuocere per altri 10-12 minuti.

Informazioni nutrizionali per porzione: Kcal: 420, Proteine: 19.3g, Carboidrati: 25.5g, Grassi: 27.4g

37.   Pudding di cocco

Ingredienti:

- 2 tazze di latte di cocco

- 1 cucchiaio di noci, finemente tagliato

- 1 cucchiaio di nocciole, finemente tagliate

- 2 cucchiaini di cacao in polvere

- 1 cucchiaino di cannella, macinato

- ½ cucchiaio di vaniglia in polvere

- 1 cucchiaino di miele

Preparazione:

Versare 2 tazze di latte in una pentola profonda e far bollire.

Aggiungere noci, cacao, miele, vaniglia, e mescolare bene. Cuocere per circa 10 minuti, o finchè ottieni un miscuglio omogeneo.

Aggiungere della cannella e rimuovere dai fornelli. Far raffreddare in frigo prima di servire.

Informazioni nutrizionali per porzione: Kcal: 140, Proteine: 3.4g, Carboidrati: 20.6, Grassi: 4.6g

38. Casseruola Italiana

Ingredienti:

- 4 grandi melanzane, a fette
- 2 cipolle medie, sbucciate e tagliate
- 10 grandi pomodori, tagliati grossolanamente
- 210g di olive
- 210g di capperi
- 1 peperoncino medio
- 2 gambi di sedano, tagliato
- ½ tazza di olio extra vergine d'oliva
- 3 cucchiai di aceto di mele
- 1 cucchiaino di sale
- 1 cucchiaino di miele
- ½ cucchiaio di basilico

Preparazione:

Tagliare le melanzane a bocconcini e condire con del sale.

Far riposare per circa 30 minuti e strizzare bene.

Trasferire in una pentola e aggiungere altri Ingredienti. Copreire e cuocere per circa 2 ore a temperatura media.

Può riposare in frigo per un paio di giorni.

Informazioni nutrizionali per porzione: Kcal: 98, Proteine: 12.3g, Carboidrati: 19.4g, Grassi: 9.6g

39.   Spinaci baby & Frullato di mela

Ingredienti:

- ½ mela media, sbucciata e a fette

- 1 tazza di spinaci baby, finemente tagliati

- 1 tazza di succo d'arancia

- 2 cucchiai di semi di lino

- 1 cucchiaino di miele

Preparazione:

Unire tutti gli Ingredienti eccetto i cubetti di ghiaccio in un frullatore; creare un pureè omogeneo. Aggiungere i cubetti di ghiaccio e rimescolare. Trasfeire il composto in bicchieri da portata. Buon appetito!

Informazioni nutrizionali per porzione: Kcal: 140, Proteine: 7.5g, Carboidrati: 24.0g, Grassi: 2.4g

40.   Broccoli cremosi in Zuppa con Succo di limone

Ingredienti:

- 60g di broccoli
- ¼ tazza di prezzemolo fresco, finemente tagliato
- 1 cucchiaino di timo, macinato
- 1 cucchiaio di succo di limone
- ¼ cucchiaino di peperoncino, macinato
- 3 cucchiai di olio d'oliva
- 1 cucchiaio di crema di anacardi

Preparazione:

Posizionare i broccoli in una pentola profonda e versare abbastanza acqua per coprirli. Far bollire e cuocere finchè si inteneriscono. Rimuovere dai fornelli e scolare.

Trasferire in un frullatore. Aggiungere il prezzemolo fresco, il timo, e circa ½ tazza di acqua. Frullare finchè si ottiene un miscuglio omogeneo. Rimettere in pentola e aggiungere altra acqua. Far bollire e abbassare la temperatura al minimo. Cuocere per 10 minuti.

Aggiungere dell'olio d'oliva e della crema di anacardi, cospargere del peperoncino macinato e aggiungere del succo di limone. Servire caldo.

Informazioni nutrizionali per porzione: Kcal: 72, Proteine: 12.4g, Carboidrati: 15.8g, Grassi: 8.3g

41.   Salmone selvativo con Aneto fresco

Ingredienti:

- 450g di salmone, tagliato finemente a fette

- ½ tazza di succo di limone

- 1 spicchio d'aglio, schiacciato

- 1 grande uovo, sbattuto

- ½ cucchiaino di sale marino

- 1 cucchiaio di prezzemolo, schiacciato

- ½ tazza di aneto fresco, tagliato

- ¼ tazza di olio extra vergine d'oliva

- 2 cucchiai di olio d'oliva

Preparazione:

Pre-riscaldare il forno to 180°C.

Unire l' olio d'oliva con il succo di limone, lo spicchio d'aglio, un uovo e il prezzemolo. Mischia bene e posiziona il salmone in questo miscuglio. Coprire il composto e far marinare per circa an ora.

Versare le fette di salmone con la marinata in una piccola teglia. Infornare per 35 minuti. Rimuovere dal forno, e cospargere con della menta.

Informazioni nutrizionali per porzione: Kcal: 235, Proteine: 27.3g, Carboidrati: 5.8, Grassi: 9.2g

42. Mostarda di cedro e petto di Pollo

Ingredienti:

- 2 petti di pollo, senza ossa e senza pelle
- ¼ tazza di aceto di mele
- ¼ tazza di olio extra vergine d'oliva
- 2 spicchi d'aglio, schiacciati
- 2 cucchiai di mostarda gialla
- ½ cucchiaino di pepe, macinato
- 2 cucchiai di olio d'oliva

Preparazione:

Lavare e asciugare con un panno la carne. Posizionare su un tagliere e condire con del pepe macinato.

In a grande ciotola, unire l'aceto di mela, l'olio d'oliva, l'aglio e la mostarda per far marinare il tutto. Immergere il petto di pollo breast nella marinata e assicurarsi che venga coperto interamente. Coprire e posizionare in frigo per almeno due ore (l'opzione ideale sarebbe quella di tenerlo in frigo per una notte).

Pre-riscaldare 1 cucchiaio di olio in una grande padella temperatura medio-alta. Aggiungere il pollo e soffriggere per 7-10 minuti per lato, finchè è croccante e leggermente marroncino. Aggiungere un pò di salsa marinata mentre il pollo si cuoce. Questo succo renderà la carne morbida. Mescolare occasionalmente e controllare che il pollo sia cotto interamente. Servire.

Informazioni nutrizionali per porzione: Kcal: 396, Proteine: 33.3g, Carboidrati: 1.2g, Grassi: 28.3g

43.   Patè del nord

Ingredienti:

- 2 filetti di salmone, senza pelle e senza ossa
- ½ cucchiaino di rosmarino
- 1/8 cucchiaino di sale marino
- ¼ cucchiaino di peperoncino piccante, macinato
- 1 cucchiaio di succo di limone
- 1 cucchiaio di olio extra vergine d'oliva

Preparazione:

Lavare e asciufare i filetti di salmone. Tagliare in bocconcini e mettere da parte.

Scaldare l'olio d'oliva in una grande padella a temperatura medio-alta. Aggiungere i pezzi di tonno e cuocere per circa 10 minuti, mescolare constantemente. Rimuovere dai fornelli e trasferire in un mixer.

Aggiungere 2 cucchiai di olio d'oliva, succo di limone, sale, peperoncino e rosmarino. Frullare bene finchè il tutto è ben combinato. Servire con delle verdure fresche.

Informazioni nutrizionali per porzione: Kcal: 240, Proteine: 20.2g, Carboidrati: 1.2g, Grassi: 16.3g

44.   Frullato di menta fresca

Ingredienti:

- 1 tazza di broccoli
- ¼ tazza di spinaci, tagliato
- ½ tazza di acqua
- ½ tazza di acqua di cocco, senza zucchero
- 1 cucchiaio di noci, macinato
- Alcuni foglie di menta

Preparazione:

Lavare le verdure e posizionarle in un frullatore. Aggiungere dei cubetti di ghiaccio e mischiare bene finchè il frullato è omogeneo.

Guarnire con noci e con foglie di menta.

Informazioni nutrizionali per porzione: Kcal: 94, Proteine: 4.9g, Carboidrati: 12g, Grassi: 2.7g

45. Cioccolato e Burro di mandorle

Ingredienti:

- 240g di cacao
- 1 tazza di burro di mandorle, sciolto
- 1 tazza di latte di mandorle
- ¼ tazza di farina di mandorle
- 4 grandi uova
- 1 tazza di miele
- 5 cucchiai di crema di mandorle

Preparazione:

Pre-riscaldare il forno to 150°C.

Posizionare della carta forno su una teglia e mettere da parte.

Unire tutti gli Ingredienti secchi in una grande ciotola e mischiare bene per combinare. Aggiungere le uova, il burro di mandorle fuso, il latte di mandorle, e la crema di mandorle.

Trasferire il composto su una teglia e infornare per circa 30-35 minuti. Far raffreddare per 1 ora e servire.

Informazioni nutrizionali per porzione: Kcal: 212, Proteine: 1.6g, Carboidrati: 31.3, Grassi: 11.4g

46.   Cosce di Pollo dolci

Ingredienti:

- 900g di cosce di pollo, senza ossa

- 2 cipolle medie, tagliate

- 2 piccoli peperoncini, tagliati

- 1 tazza di brodo di pollo

- ¼ tazza di succo di limone

- 1 cucchiaino di estratto di arancia

- 2 cucchiai di olio extra vergine d'oliva

- 1 cucchiaino di condimento per barbeque

- 1 piccola cipolla rossa, tagliata

Preparazione:

Pre-riscaldare il forno a 180°C.

Scaldare l' olio d'oliva in una grande padella a temperatura medio-alta. Aggiungere le cipolle a fette e soffriggere per alcuni minuti, finchè diventano dorate.

Unire il peperoncino, il succo d'arancia e l'estratto di arancia in un frullatore. Frullare per 30 secondi. Aggiungere questo miscuglio alla padella e mescolare bene. Abbassare la fiamma e far cuocere.

Coprire il pollo con il condimento per barbecue e mettere in padella. Aggiungere il brodo di pollo e far bollire. Cuocere a temperatura medio-alta finchè tutta l'acqua evapora. Rimuovere dai fornelli.

Posizionare pollo into a grande teglia. Infornare per circa 15 minuti per renderlo croccante, e diventa dorato.

Informazioni nutrizionali per porzione: Kcal: 170, Proteine: 38.5g, Carboidrati: 11.6g, Grassi: 21.7g

47.   Mousse di Vaniglia

Ingredienti:

- ½ tazza di mirtilli

- ¼ tazza di fragole

- ½ bicchiere di latte di cocco

- 2 tazze di acqua

- 1 cucchiaio di cream di mandorle

- 1 cucchiaio di vaniglia in polvere

- ½ cucchiaino di cannella

Preparazione:

Unire gli Ingredienti in un frullatore e frulla finchè il miscuglio è omogeneo. Guarnire con noci miste o semi a scelta.

Informazioni nutrizionali per porzione: Kcal: 134 Proteine: 11.3g, Carboidrati: 38.3, Grassi: 15.9g

48.   Crema di anacardi e purea di Avocado

Ingredienti:

- 2 grandi uova

- 2 albumi

- 1 cucchiaio di crema di anacardi

- ½ tazza di latte di mandorle

- 1 avocado, snocciolato, sbucciato, e tagliato grossolanamente

- 1 cucchiaio di foglie di menta, finemente tagliate

- 1 cucchiaino di sale

Preparazione:

bollire le uova per circa 8-10 minuti. Rimuovere dai fornelli e far raffreddare.

Sbuccia e taglia le uova. Schiacciarle poi con una forchetta. Separa gli albumi dai tuorli.

Sbuccia e taglia l'avocado. Posizionarlo in un frullatore. Aggiungere il latte di mandorle, le uova, gli albumi, la crema di anacardi, il sale, e le foglie di menta.

Mischiare bene per circa 30 secondi. Servire freddo.

Informazioni nutrizionali per porzione: Kcal: 187, Proteine: 12.8g, Carboidrati: 7.4g, Grassi: 4.5g

49.   Petto di Pollo Grigliato con Prezzemolo

Ingredienti:

- 1 grande petto di pollo, senza pelle e senza ossa, tagliato
- ¼ tazza di olio extra vergine d'oliva
- 3 spicchi d'aglio, schiacciati
- ½ tazza di prezzemolo fresco, tagliato
- 1 cucchiaio di succo di lime
- 1 cucchiaino di sale

Preparazione:

Unire l'olio d'oliva con i spicchi d'aglio, il prezzemolo finemente tagliato, il succo di lime e del sale.

Lavare e asciugare la carne e tagliare in fette da 2,5 cm. Versare il composto di olio d'oliva sulla carne e far cuocere per circa 15 minuti.

Pre-riscaldare la griglia a temperatura medio-alta. Aggiungere 2 cucchiai di marinata sulla griglia e poi aggiungere il filetto di pollo. Cuocere per circa 15 minuti.

Rimuovere dalla griglia e servire con delle verdure a scelta.

Informazioni nutrizionali per porzione: Kcal: 439, Proteine: 44.2g, Carboidrati: 1.6g, Grassi: 28.1g

50. Zenzero Frullato

Ingredienti:

- 1 tazza di mirtilli misti, more, lamponi e fragole
- ½ tazza di baby spinaci, tagliati
- ½ tazza di latte di cocco
- 1 ½ tazza di acqua
- ¼ cucchiaino di zenzero, macinato
- una manciata di foglie di menta

Preparazione:

Lavare gli spinaci e inserire con tutti gli altri Ingredienti in un frullatore. Frullare bene per 30 secondi. Servire subito.

Informazioni nutrizionali per porzione: Kcal: 72, Proteine: 6.4g, Carboidrati: 11.3g, Grassi: 2.9g

51.   Stufato di Manzo magro

Ingredienti:

- 210g di manzo magro

- 1 grande cipolla rossa, tagliata

- 4 cucchiai di olio d'oliva

- ½ peperoncino, a fette

- 3 tazze di acqua

- 240g di mangel, a cubetti

- 2 patate dolci medie, tagliate

- 90g di broccoli

- 1 grande carota, tagliata

- 1 grande pomodoro, a cubetti

- ½ tazza di salsa pomodoro

- 8 tazze di acqua

- ¼ cucchiaino di pepe Cayenne

- 2 cucchiai di farina 00

Preparazione:

Pre-riscaldare 2 cucchiai di olio in una pentola a temperatura medio-alta. Aggiungere la cipolla tagliata e friggere per alcuni minuti, o finchè diventa dorata.

Ora, aggiungere il manzo, 4 tazze di acqua, e un pizzico di sale. Coprire e lasciar cuocere per 15 minuti.

Rimuovere dai fornelli e aggiungere le verdure pronte e la salsa di pomodoro. Aggiungere 4 tazze di acqua e trasferire in una pentola cottura lenta.

Intanto, scaldare the l'olio rimanente a temperatura medio-alta. Aggiungere il pepe cayenne pepe e la farina e mescolare bene. Aggiungere il miscuglio alla pentola a cottura lenta e cuocere per circa 2 ore. Rimuovere dai fornelli e mescolare per bene prima di servire.

Informazioni nutrizionali per porzione: Kcal: 295, Proteine: 35.4g Carboidrati: 39.5g Grassi: 19.3g

52.   Stufato di maiale e Coriandolo

Ingredienti:

- 240g di spalla di maiale, taglia a fette di 2,5cm

- 1 piccola cipolla, a fette

- 1 tazza di brodo di manzo

- ¼ tazza di acqua

- ½ tazza di salsa di tomatillo

- una manciata di coriandolo, tagliato grossolanamente

- 1 cucchiaino di sale

- ¼ cucchiaino di pepe nero, macinato

Preparazione:

Posizionare carne in una grande ciotola di vetro. Coprire con sale e pepe.

Posizionare la carne a fette e la cipolla in una pentola profonda. Versare il brodo di manzo e far bollire. Abbassare il fuoco e aggiungere circa ½ tazza di acqua e la salsa di tomatillo.

Mischia bene, coprire e cuocere per circa 40 minuti, mescolando occasionalmente.

Servire con coriandolo.

Informazioni nutrizionali per porzione: Kcal: 274 Proteine: 27.3g, Carboidrati: 21.1g, Grassi: 8.5g

53.   Trota Grigliata con Paprika

Ingredienti:

- 210g di trota, pulita
- ¼ tazza di coriandolo, tagliato
- 2 spicchi d'aglio, schiacciato
- ¼ tazza di succo di limone
- ½ cucchiaino di paprika
- ½ cucchiaino cumino, macinato
- ½ cucchiaino peperoncino in polvere
- ¼ cucchiaino di pepe nero, macinato
- ¼ tazza di olio extra vergine d'oliva

Preparazione:

Unire il coriandolo, l'aglio, la paprika, il cumino, il peperoncino in polvere, il succo di limone, e l'olio d'oliva in un frullatore e frulla per combinare.

Trasferire il composto in una ciotola e poi aggiungere il pesce. Gentilmente coprire il pesce in modo omogeneo con la salsa. Far riposare per almeno 1 ora per far penetrare tutti i sapori.

Rimuovere il pesce dal frigo e pre-riscaldare la griglia. Posizionare il pesce e grigliare per circa 3-4 minuti per lato.

Remove il pesce dalla griglia, trasferire in un piatto da portata e servire con limone o verdure a scelta.

Informazioni nutrizionali per porzione: Kcal: 143, Proteine: 21.8g, Carboidrati: 0.6g, Grassi: 8.9g

ULTERIORI TITOLI DELL'AUTORE

70 Ricette efficaci per precenire e risolvere il problema di essere in sovrappeso: bruciare i grassi velocemente usando una giusta dieta e un'alimentazione intelligente

Di

Joe Correa CSN

48 ricette che risolvono il problema dell'acne: il percorso rapido e naturale per aggiustare i tuoi problemi di Acne in meno di 10 giorni!

Di

Joe Correa CSN

41 Ricette che prevengono l'Alzheimer: prevenire o eliminare il tuo Alzheimer in 30 giorni o meno!

Di

Joe Correa CSN

70 ricette efficaci per il cancro al seno: prevenire e combattere il cancro al seno con un'alimentazione intelligente e cibi salutari.

Di

Joe Correa CSN

www.ingramcontent.com/pod-product-compliance
Lightning Source LLC
Chambersburg PA
CBHW051028030426
42336CB00015B/2776